NOTE

SUR

L'ENFONCEMENT ET L'ÉLONGATION DES DENTS

PAR

LE DR CLAUDE MARTIN

Membre de la Société de médecine,
et de la Société des Sciences médicales de Lyon,
Médecin-Dentiste de l'École du Service de santé militaire,
Lauréat de l'Institut,
de l'Académie et de la Faculté de médecine de Paris,
de la Société nationale de médecine de Lyon (Médaille d'or).

Mémoire présenté à la Société nationale de Médecine
de Lyon.

LYON

ASSOCIATION TYPOGRAPHIQUE

F. PLAN, RUE DE LA BARRE, 12.

1894

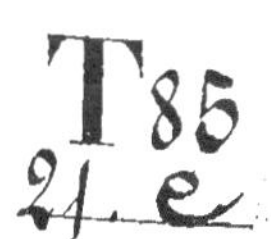

NOTE

SUR

L'ENFONCEMENT ET L'ÉLONGATION DES DENTS

PAR

Le Dʳ Claude MARTIN

Membre de la Société de médecine,
et de la Société des Sciences médicales de Lyon,
Médecin-Dentiste de l'École du Service de santé militaire,
Lauréat de l'Institut,
de l'Académie et de la Faculté de médecine de Paris,
de la Société nationale de médecine de Lyon (Médaille d'or).

Mémoire présenté à la Société nationale de Médecine
de Lyon.

LYON

ASSOCIATION TYPOGRAPHIQUE

F. PLAN, RUE DE LA BARRE, 12.

1894

NOTE

SUR

L'ENFONCEMENT ET L'ÉLONGATION DES DENTS

Je n'ai pas l'intention de faire ici l'historique du redressement des dents, pas plus que je n'entrerai dans la description
des nombreux procédés qui ont été proposés jusqu'à ce
jour. Il me suffira de vous dire qu'actuellement bien peu
de déviations, pour ne pas dire aucune, qu'elles soient con-
génitales ou accidentelles, ne cèdent à un traitement ra-
tionnel.

Je vais vous entretenir de deux genres de redressement
qui ont été bien négligés, si toutefois ils ont déjà été appli-
qués méthodiquement. Je veux parler du *renfoncement* et
de l'*élongation* d'une ou de plusieurs dents.

§ 1. — DU RENFONCEMENT DES DENTS.

Mon premier cas de renfoncement d'une dent a été prati-
qué sur une femme d'une trentaine d'années, très arthriti-
que. Ce redressement a porté sur l'incisive centrale droite
de la mâchoire supérieure. Cette dent était atteinte de gingivite expulsive, et sous l'influence de cet état pathologique
elle s'était allongée de près de 0,003 millimètres ; de plus,
elle s'était déviée à droite en laissant entre elle et l'incisive
gauche un espace de 0,004 mil. de longueur, vers le bord
gingival et de 0,006 vers son bord tranchant (fig. 1).

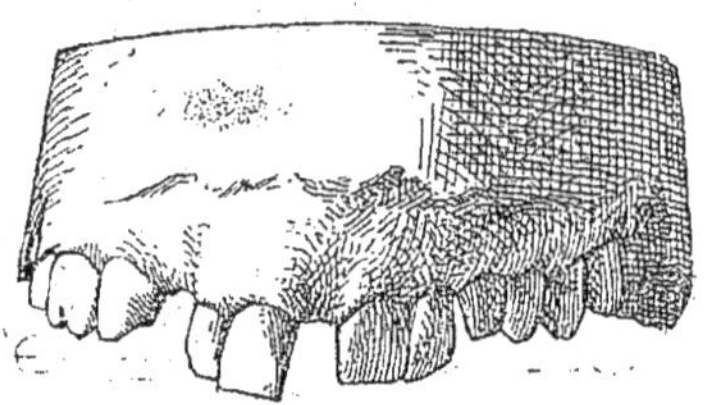

Figure 1.

Cette déviation et cette élongation étaient si accentuées que cette personne voulait faire extraire cette dent et la remplacer par une pièce artificielle.

La nature de la lésion qui avait occasionné cette déformation ne m'encourageait pas beaucoup à placer dans cette bouche des appareils qui auraient pu provoquer un peu d'inflammation et par là contribuer à augmenter ou à généraliser la gingivite, qui actuellement était limitée à une dent. Je proposai d'abord à ma patiente d'essayer de consolider sa dent, et si cela ne réussissait pas, d'aviser ultérieurement.

Après deux mois de traitement (pointes de feu et frictions à la brosse avec une poudre alcaline et antiseptique, badigeons à la teinture d'iode), cette dent s'était presque consolidée, mais toujours en mauvaise position.

J'ai été surpris de cette consolidation, car on sait combien sont rebelles ces gingivites arthro-infectieuses : aussi en présence de ce résultat, je me suis cru autorisé à me servir immédiatement de pièces artificielles pour remplacer quelques dents absentes et surtout pour faire une tentative de redressement. Ramener la dent sur la ligne médiane pour combler le vide qu'elle avait laissé en s'écartant, était chose facile, mais cela ne diminuait pas sa longueur.

Un moment j'eus l'idée de la raccourcir à l'aide de la meule; mais comme il fallait enlever au moins deux millimètres, j'ai craint de mettre la dentine à nu et peut-être de provoquer la mortification de la pulpe. Je sais bien qu'à l'époque où l'on se servait beaucoup de la lime pour enlever les caries proximales on découvrait souvent la dentine ; celle-ci finissait par durcir et devenait résistante.

Ce traitement a certainement donné dans quelques cas d'excellents résultats, mais il était toujours fatal pour la forme de la dent. En admettant même un résultat heureux, la dentine mise à nu serait devenue d'un brun plus ou moins foncé, ce qui était à considérer.

En réfléchissant avec quelle facilité nous faisions mouvoir les dents dans tous les sens pour les redresser, et en pensant aux phénomènes qui président au travail de résorption et d'ossification qui se produit lorsque nous déplaçons une dent, j'en ai conclu que je pouvais aussi bien compter sur les mêmes résultats de réparation en refoulant une dent dans sa profondeur que si je la refoulais latéralement.

L'idée conçue, l'exécution en fut rapide ; le 22 juillet 1890, je posais un appareil dont les figures 2 et 3 faciliteront la description.

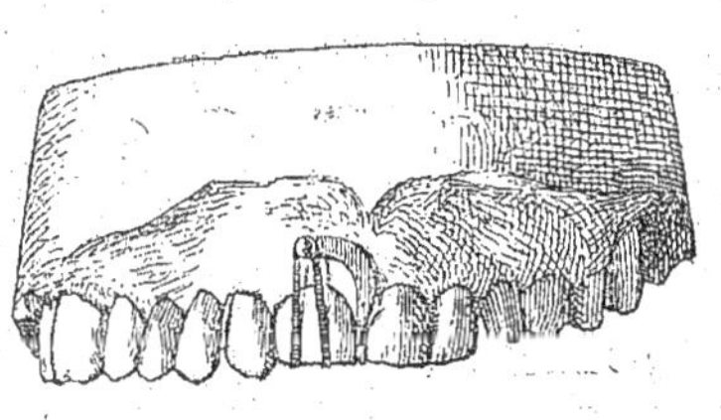
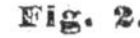
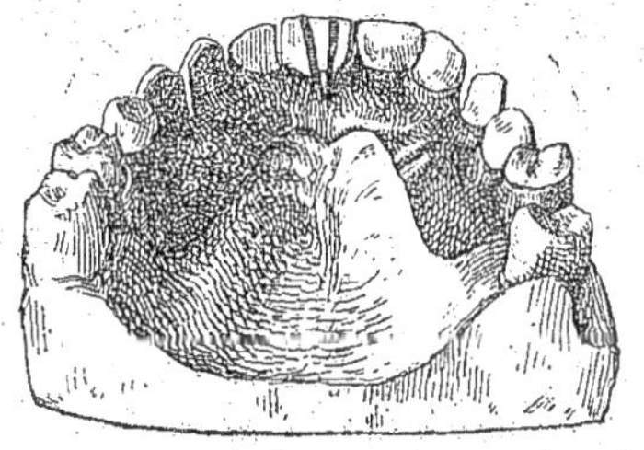

Fig. 2.

Fig. 3.

Cet appareil se compose d'une plaque en or munie de lames passant entre les prémolaires de chaque côté.

A cette plaque sont fixées deux dents artificielles. A la partie centrale de celle-ci est soudé un prolongement qui passe entre les deux incisives médianes et vient se recourber en avant et au-dessus de la petite proéminence formée par la racine de la dent à renforcer, c'est-à-dire l'incisive médiane droite (fig. 2).

A l'extrémité de ce prolongement, qui correspond à la

moitié de la largeur de cette dent, est soudé un petit bouton muni d'une encoche sur sa face supérieure.

A la partie postérieure de cette même dent, sur la plaque, et parallèlement au bouton externe, est soudé un petit crochet auquel vient se fixer un anneau de caoutchouc.

Lorsque la pièce est en place, en tirant cet anneau et en le faisant passer par dessus la dent, on vient l'accrocher au bouton qui termine le prolongement interne; par ce moyen l'anneau de caoutchouc se trouve tendu et exerce une pression continue sous laquelle la dent ne tarde pas à s'enfoncer.

Vingt jours après l'application de cet appareil la dent avait repris sa place au niveau de l'incisive médiane gauche, et l'espace qui séparait ces deux dents avait considérablement diminué ; il ne restait plus qu'à accentuer un peu ce mouvement, ce qui fut fait par le procédé habituel, et à maintenir la dent en place jusqu'à consolidation complète.

Pour cela, je n'ai eu qu'à substituer à l'anneau de caoutchouc une petite bande d'or mince soudée aux deux points qui lui avaient servi d'attache. La pression étant supprimée, l'inflammation a diminué, puis disparut en laissant une dent complètement et fortement consolidée.

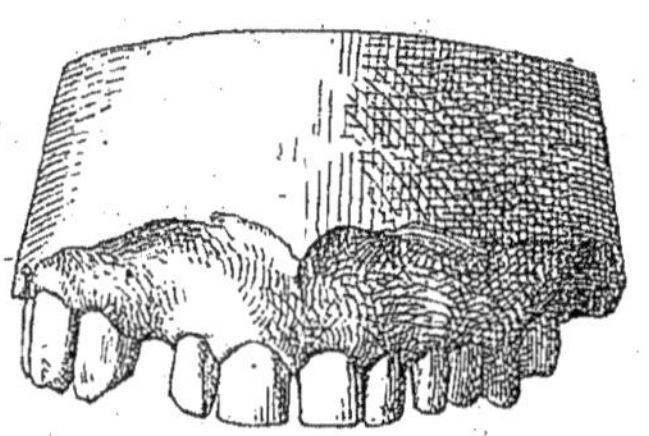

Figure 4.

J'ai été très surpris d'une si parfaite consolidation. Je n'avais pas l'habitude de voir guérir aussi promptement les gingivites de cette nature (lorsqu'elles guérissent). Le traitement, y compris le redressement, n'a duré que quatre mois, dont deux pour le traitement de la gingivite. Vingt jours furent suffisants pour le redressement de la dent, et quarante environ pour sa consolidation.

Dix-huit mois après cette femme est morte d'une fièvre puerpérale sans que le résultat représenté figure 4 se soit modifié.

En présence de la consolidation de cette dent, je me suis demandé si ce traitement ne serait pas applicable dans quelques cas à la gingivite arthro-infectieuse. Les dents réintégrées de force dans leurs alvéoles et maintenues jusqu'à la disparition des phénomènes inflammatoires peuvent bien, en effet, provoquer des adhérences et rendre la dent d'autant plus solide que la membrane péri-dentaire aura été plus modifiée par l'inflammation.

§ 2. — DE L'ÉLONGATION DES DENTS.

Je ne pouvais pas dire que le résultat que je venais d'obtenir par le renfoncement de cette dent avait sanctionné le principe que j'avais posé, puisque ce principe était connu depuis longtemps, mais la routine avait limité son application dans les déplacements latéraux.

Quoi qu'il en soit, ce résultat m'a encouragé à poursuivre dans les déplacements verticaux le traitement d'autres redressements qui n'avaient, je crois, pas encore été bien étudiés : je veux parler de l'élongation des dents ou des fragments de dents.

On avait bien observé que les dents s'allongeaient spontanément, et l'on s'était même servi de cette tendance pour donner plus de hauteur à l'articulation, dans certains redressements, mais je ne crois pas que l'on ait cherché à allonger méthodiquement des dents naines ou des dents brisées.

Chez les enfants les cas de fracture des incisives ne sont pas rares. Le plus souvent la dent se brise au milieu de sa longueur, ou encore la fracture n'intéresse qu'une partie plus ou moins prononcée d'un de ses angles. On sait aussi combien ces sortes d'accidents sont pénibles pour les parents. Chez un garçon on compte sur la moustache pour cacher cette brèche ; mais chez une jeune fille l'esthétique et l'expression sont fortement modifiées, les moyens employés pour remédier à ces sortes de lésions ne sont pas toujours acceptables à l'âge où ces accidents se produisent. J'avoue que maintes fois il m'a été difficile de donner un conseil dans ces circonstances.

Actuellement, je puis présenter deux observations qui démontrent que ces accidents ne sont pas au-dessus des ressources de l'art.

OBSERVATION I.

Le jeune X..., âgé de 16 ans, en jouant est tombé si malheureusement qu'il s'est brisé les deux incisives droites de la mâchoire supérieure. L'incisive latérale a eu simplement son bord ébréché, mais l'incisive médiane a été cassée par le milieu, de telle sorte que la pulpe a été largement mise à nu.

Lorsque ce jeune homme m'a été présenté, la mortification de celle-ci était complète ; on constatait même de la suppuration.

Je fis le traitement de la racine, et lorsque la suppuration eut disparu, j'obturai la partie profonde de cette racine, laissant un vide suffisant pour y fixer une tige ou pivot métallique qui devait me servir de point d'attache pour ramener cette moitié de dent au niveau de l'incisive médiane gauche (fig. 5).

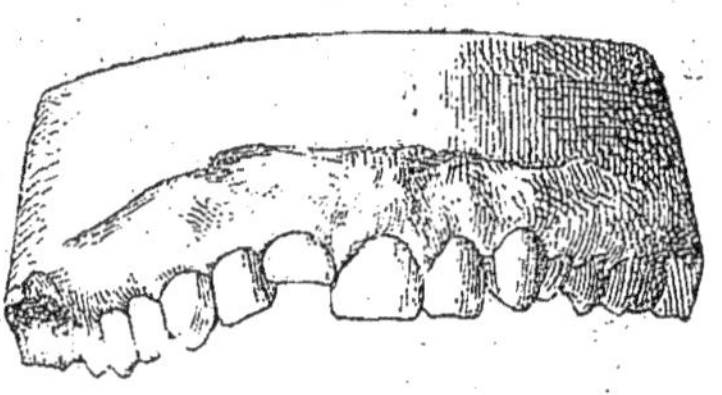

Figure 5.

La tige fixée dans ce canal était terminée en forme de T ; elle était fixée solidement dans la racine à l'aide de ciment pendant que les branches latérales étaient recourbées, l'une en avant, l'autre en arrière le long des parois de la partie restante de la couronne de cette dent. Ces deux branches étaient terminées par un petit bouton qui devait servir à fixer une mince rondelle de caoutchouc (fig. 6).

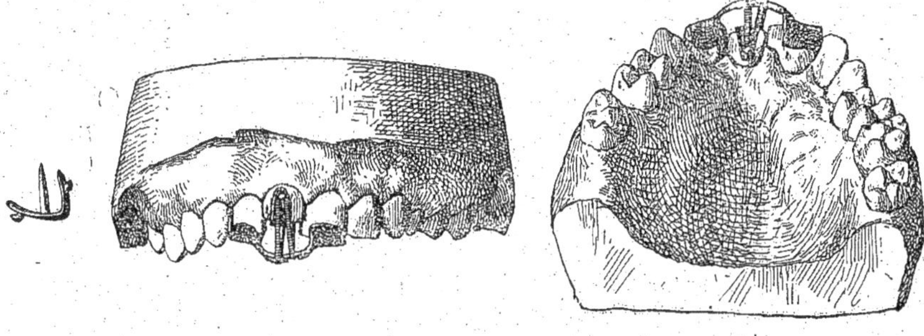

Fig. 6.   Fig. 7.

Par cette description on comprend tout de suite le genre de traction que je voulais employer ; il ne me manquait plus qu'à lui donner un point d'appui. Celui-ci, je l'ai pris sur les deux dents latérales, c'est-à-dire d'une part sur l'incisive latérale droite et d'autre part sur l'incisive médiane gauche. Je coiffais ces deux dents d'une plaque d'or que je réunissais par un fil de même métal qui passait en forme de pont au-dessus de la dent casssée (fig. 6 et 7).

Si maintenant je place ma rondelle de caoutchouc sur le bouton interne, et que, fixé sur ce point, je l'attire en dehors en la faisant passer par dessus le pont que nous venons de décrire pour la fixer au bouton externe, cela donnera une tension assez grande à cette rondelle de caoutchouc pour qu'elle puisse ramener en peu de temps la dent cassée au niveau des autres.

Il faut que cette tension soit continue, non intermittente, mais douce.

Un coup d'œil sur les figures vous permettra de vous rendre compte de la simplicité de cet appareil.

Une fois la dent ramenée au point voulu, on n'a qu'à substituer au caoutchouc un fil d'or qui n'exerçant plus de tension, ne faisant que maintenir la dent à la hauteur qui

lui est destinée, permettra à l'inflammation de disparaître et
à la dent de se consolider dans la position qui lui a été
donnée.

Le traitement que j'ai fait subir à ce jeune malade me ré-
servait une petite surprise à laquelle j'aurais dû m'attendre
et qui porte son indication. Comme j'avais entrepris ce traitement au milieu sinon de l'indifférence, mais de l'incrédulité
des personnes intéressées, je me suis trouvé par ce fait dans
l'impossibilité de surveiller la marche de l'élongation cher-
chée. Ce jeune homme ne venait pas régulièrement, si bien
qu'il a porté son appareil un peu trop longtemps.

Il en est résulté que lorsque je le lui ai enlevé je me suis
trouvé en présence d'une moitié de dent qui avait été allongée
de 0,003, tandis que les deux dents latérales sur lesquelles
était appuyé l'appareil s'étaient enfoncées d'au moins 0,001
sous les efforts de la traction.

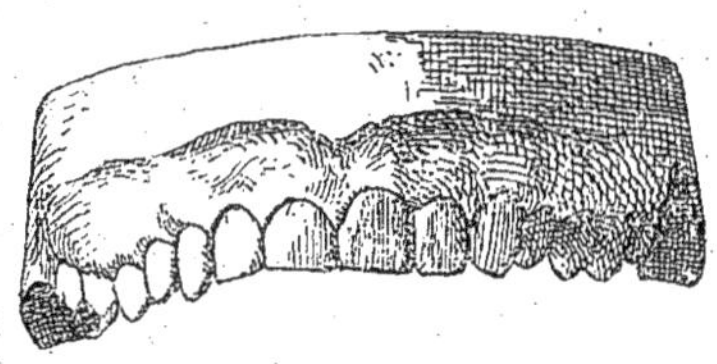

Figure 8.

La figure 8 nous montre la dent allongée, mais on se rend
très bien compte que l'incisive médiane gauche s'est enfon-
cée : elle se trouve plus courte que l'incisive latérale du même
côté ; d'autre part l'incisive latérale droite est aussi plus
courte que la dent qui a subi l'élongation, tout en tenant
compte de son bord fracturé. Si l'on compare les figures 5
et 8 on constate bien le raccourcissement de ces deux dents.

J'avais donc provoqué sans le vouloir l'enfoncement des
dents, ce qui est une preuve de plus à l'appui de ma première
observation et un enseignement que je n'ai pas tardé de
mettre à profit pour des élongations ultérieures.

Le 24 mai 1894, c'est-à-dire quinze mois après la suppres-
sion de tout appareil, j'ai revu ce jeune homme, et, chose

assez inattendue, pendant que la dent cassée avait conservé sa longueur acquise, les deux dents qui avaient servi de point d'appui à la traction et qui s'étaient sensiblement enfoncées, avaient repris leur longueur primitive en laissant en retrait la dent qui avait été allongée. On douterait même de cette élongation si le rebord gingival de cette dent ne descendait pas plus bas que celui de ses voisines. C'est du reste le signe principal auquel on peut reconnaître une dent qui a été soumise à ce traitement. Elle entraîne en s'allongeant les tissus qui lui sont adhérents et forme cette petite irrégularité du feston gingival que l'on constate après le traitement.

Observation II.

Dans l'observation précédente nous venons de voir que si le point d'appui donné à l'appareil a été suffisant pour faire descendre la dent que nous voulions allonger, il n'en est pas moins vrai qu'il a cédé, puisque les deux dents qui le composait se sont enfoncées. Celles-ci n'ont donc pas offert assez de résistance.

Il faudra donc, pour éviter cet inconvénient, donner à ces sortes d'apareils beaucoup plus de surface et les faire reposer sur le plus de dents possibles.

C'est ce que nous venons de faire pour une jeune fille de 17 ans qui s'est cassé l'incisive médiane gauche en jouant avec un rond de serviette.

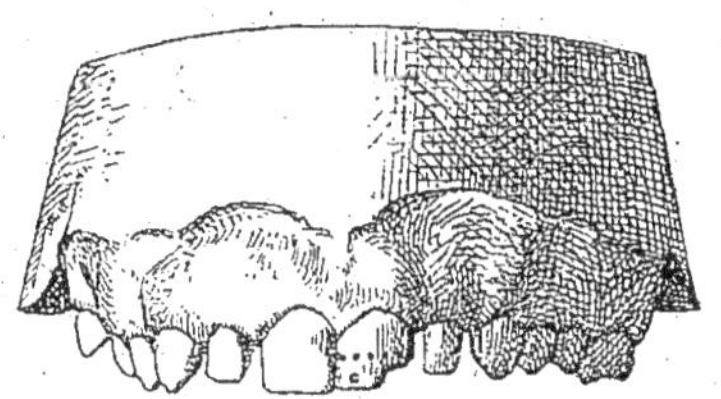

Figure 9.

La cassure ne comprend pas complètement tout le bord tranchant de cette dent. Elle se dirige obliquement de droite à gauche. Sur le bord gauche, le fragment cassé mesure bien 0,004 de hauteur (fig. 9).

L'appareil qui nous a servi pour allonger cette dent est composé : premièrement d'une plaque palatine qui va de la première prémolaire gauche à la première prémolaire droite ; secondement, d'une deuxième plaque de même longueur reposant sur le bord gingival externe. Ces deux plaques sont réunies entre elles par des fils de même métal qui passent entre de larges interstices au nombre de quatre, ce qui permet l'emboîtement de toute la partie antérieure de la mâchoire supérieure. On comprend que cette large surface doit offrir beaucoup plus de résistance (fig. 10 et 11).

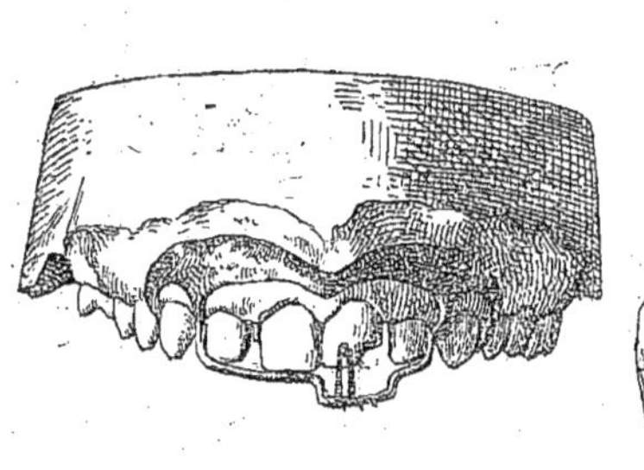
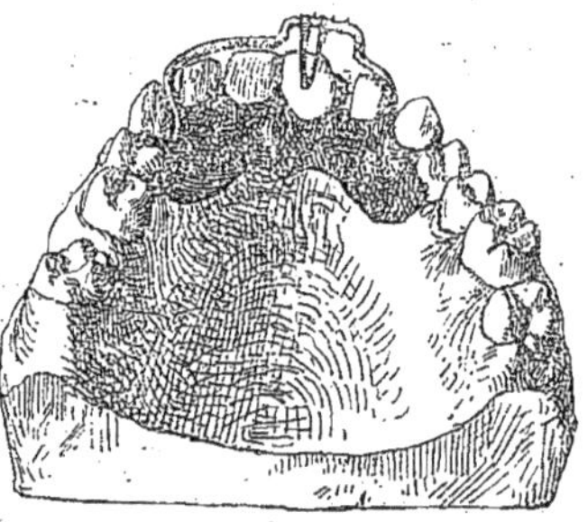

Figure 10.

Figure 11.

A cette partie de l'appareil est encore soudé un fil de même métal qui vient former un pont au-dessus de la dent cassée. Il est soudé entre de larges interstices naturels situés entre les canines et les incisives latérales de chaque côté.

Nous venons de décrire l'appareil sur lequel nous allons prendre notre point d'appui. Les figures ci-jointes font comprendre facilement cette disposition. On voit que nous avons considérablement augmenté son étendue. Quant à l'appareil de traction dans la première partie de ce traitement, il a été bien simplifié.

La dent ayant été cassée obliquement avait conservé toute sa longueur vers son bord médian, il m'a suffi de faire un trou au milieu de la partie qui devait être enlevée après l'allongement de la dent et qui est marqué par un pointillé sur la figure 9.

Dans ce trou j'ai introduit avec une légère pression un fil
d'or du même calibre. Après avoir recourbé en haut les deux
extrémités de ce fil, j'ai fixé dans ses courbures un anneau
de coutchouc, tout en le faisant passer à cheval sur le fil de
métal qui doit lui servir de résistance pour attirer la dent en
bas (fig. 10 et 11).

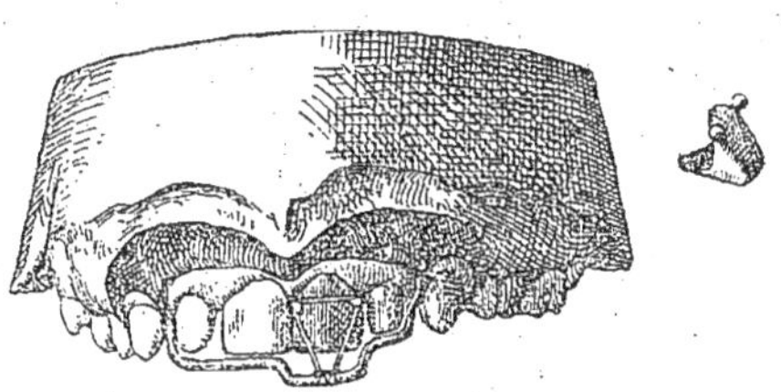

Figure 12.

Après 10 jours d'une traction lente la dent était complètement descendue.

A ce moment, ayant voulu substituer un fil métalique à la
rondelle de caoutchouc, afin de supprimer la traction pour
laisser consolider la dent dans la position acquise et en vou-
lant serrer ce fil, qui n'était autre qu'un fil de platine, la dent
s'est cassée au niveau du trou. Il a donc fallu chercher un
autre point d'attache, afin de ne pas compromettre le résultat obtenu. Je m'empressai de prendre l'empreinte de cette
dent, puis de faire estamper une calotte qui l'emboîtait complètement. Je fixai cette calotte avec du ciment. Celui-ci
une fois durci, j'attachai à deux boutons soudés primitive-
ment à cette calotte un fil métallique qui venait ensuite se
fixer au pont de l'appareil palatin (fig. 12). Comme ce fil
n'était pas élastique, il maintenait seulement la dent dans
la même position. Six semaines après j'enlevai le tout.

On peut se rendre compte des bons résultats obtenus. La
dent cassée est maintenant de même longueur que sa voi-
sine sans aucune tendance à remonter. La seule différence
que l'on puisse observer, c'est que le bord gingival, ayant
accompagné la dent dans son mouvement de descente, se

trouve maintenant plus bas, comme dans l'observation précédente (fig. 13).

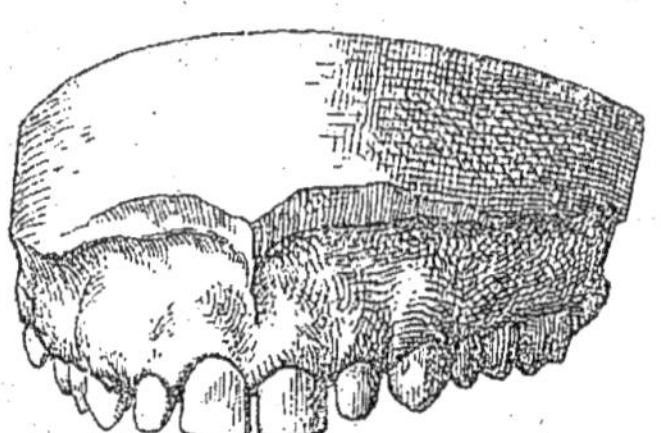

Figure 13.

CONCLUSIONS.

L'élongation ou le renfoncement d'une ou de plusieurs dents peuvent être traités tout aussi facilement que les autres redressements. Il sera bon toutefois de faire des tractions lentes et continues, de les exercer avec beaucoup de modération. L'appareil devra prendre un point d'appui sur une large surface. Il serait bon aussi de coiffer plusieurs dents pour que la plaque ne s'enfonce pas dans la muqueuse sous l'influence des tractions élastiques, et si les dents recouvertes s'enfonçaient de l'épaisseur de la plaque qui les recouvre, ces dernières reprendront leur longueur primitive lorsque l'obstacle aura disparu.

Lorsque la dent sous l'influence de la traction a atteint la longueur voulue, il faut la fixer à l'appareil avec un fil métallique ou non, mais surtout pas élastique, afin que la dent reste au repos absolu pour faire disparaître l'inflammation. Il faut aussi ne pas enlever l'appareil avant la consolidation complète.

Comme dans la dernière partie du traitement l'appareil est inamovible, on fera bien d'exagérer les soins de propreté et faire tenir la bouche dans un milieu alcalin et antiseptique, surtout la nuit.

DU MÊME AUTEUR

Nez artificiel. (*Lyon Médical*, juillet 1876.)
    —   —   novembre 1876.)
    —   —   mars 1877.)
    —   —   juin 1878.)

Appareil prothétique pour un cas de lésion profonde de la face. (*Lyon Médical*, décembre 1877.)

Lettres sur l'obturation des dents à l'aide de bâtons d'émail. (*Progrès dentaire*, 1879.)

De la trépanation des extrémités radiculaires des dents appliquée au traitement de la périostite chronique alvéolo-dentaire (abcès chronique). (Congrès d'Alger, 1881.)

De l'anesthésie par le protoxyde d'azote avec ou sans tension, suivie d'une notice sur la germination en présence du protoxyde d'azote sous pression. (Mémoire couronné par la Société nationale de médecine de Lyon. Médaille d'or, 1883.)

Prothèse immédiate pour un cas de nécrose du maxillaire inférieur. (*Lyon Médical*, juin 1879.)

De la prothèse immédiate dans la résection des maxillaires. (Mémoire couronné par l'Académie de médecine de Paris.)

Paupière, œil artificiel. (*Lyon Médical*, mars 1885.)

Du traitement des fractures du maxillaire inférieur par un nouvel appareil. (*Revue de chirurgie*, novembre 1887.)

Du traitement des fractures du maxillaire inférieur par un nouvel appareil. (Ouvrage orné de 61 figures. Paris, Félix Alcan, 1887.)

Sur l'anesthésie prolongée et continue par le mélange de protoxyde d'azote et d'oxygène sous pression (méthode Paul Bert). (Académie des sciences, 23 janvier 1888.)

Note sur la prothèse immédiate dans la résection totale ou partielle du maxillaire inférieur. (*Lyon Médical*, mai 1888.)

Prothèse immédiate à la suite de résections partielles du maxillaire inférieur. (*Lyon Médical*, octobre 1888.)

De la prothèse immédiate appliquée à la résection des maxillaires. — Rhinoplastie sur appareil prothétique permanent. — Restauration de la face, lèvres, nez, langue, voûte et voile du palais. Préface de M. le Prof. Ollier. Ouvrage couronné par l'Institut. Volume gr. in-8 de 440 pages, avec 230 figures intercalées dans le texte. (Paris, 1889, G. Masson.)

Contribution à l'étude des redressements et des restaurations du maxillaire inférieur. (*Lyon Médical*, 1892.)

Des résultats éloignés de la prothèse immédiate dans les résections du maxillaire inférieur. (Paris, G. Masson.)

Grand prix de l'Exposition universelle (1889).